脳活ドリル

漢字が出てこなくなったときに読む本

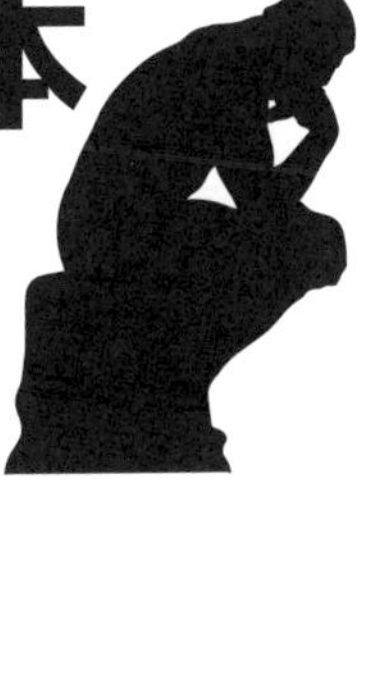

もの忘れ予防の会 編

ロング新書
Longsellers publishing

●わたくし、あなたの脳です。

あなたが日ごろ、「もの忘れがひどくなった」「のど元まで出てるんだけど思い出せない」とおっしゃっているのを聞きながら、わたくしとしても大変こころ苦しく思っています。

あんなに好きだった芸能人の名前をど忘れしてしまったり、新婚旅行の地名が出てこなかったり、孫の名前を「あれ？」なんて、ちょっと悔しく、ちょっと恥ずかしく思ってるのは、わたくしのせいです。でも、わたくしのせいばかりでもないんです。わたくしの引き出しには、あなたの大切な記憶はしっかりと保管されているのですよ。ちょっと開けづらくなっているだけ。

では、どうすれば、引き出しがスムーズに開くようになるのか。わたくしから言わせていただくと、**「知っていたことを思い出す」**という方法がおすすめ。新しいことを覚えるよりも、記憶にあることを取り出してわたくしに意識させるほうがカンタン。

そのひとつが、**「漢字」**。あなたがこれまでにたくさんの漢字を読み、書き、声に出して覚えてきたことは、わたくしがいちばん知っています。でも、使わないから忘れてしまっているものもたくさんあります。それをできるだけ多く引き出しから取り出してみてください。

「思い出せなかった漢字」が出てくるということは、記憶力が活性化しはじめたということ。

「一事が万事」ならぬ「一字が万字」ですよ。

この本には、**「ど忘れ二文字漢字」「どこかで聞いたことがある四字熟語」「あれ、どっちだっけ?迷い漢字」**がたくさん用意されています。それぞれがドリル形式で作られているので、これを使ってわたくしの記憶の「ツボ」を刺激してください。

さあ、がんばって!　わたくしも応援しています。

もくじ

1章

ど忘れ二文字漢字

（読み問題）

207問

自己採点をしてみよう

▶150 問正解……大変よくできましたで賞

▶100 問正解……よくできましたで賞

▶ 50 問正解……できましたで賞

▶ 30 問正解……もう少し頑張りま賞

●ど忘れ二文字漢字（読み問題）1

①
境内
神社の境内

②
相伴
お相伴

③
健気
健気な態度

④
行方
行方不明

⑤
気質
職人気質

⑥
克己
克己心

⑦
極意
柔道の極意

⑧
今生
今生の別れ

⑨
建立
寺を建立する

①
けいだい
神社の敷地内

②
しょうばん
正客と共に接待を受ける

③
けなげ
心掛けが殊勝であること

④
ゆくえ
進んでいく目的地

⑤
きしつ
職業などに特有な気性

⑥
こっき
自分の欲望にうちかつ

⑦
ごくい
秘訣

⑧
こんじょう
この世に生きている間

⑨
こんりゅう
寺や塔などを建てること

●ど忘れ二文字漢字（読み問題）2

①
必定
成功は必定だ

②
初産
三五歳で初産

③
直伝
師匠直伝の芸

④
因縁
何かの因縁だ

⑤
所作
所作事

⑥
夏至
夏至と冬至

⑦
浴衣
浴衣掛け

⑧
遊説
全国遊説

⑨
台詞
しゃれた台詞

①
ひつじょう
かならずそうなること

②
ういざん
はじめての出産

③
じきでん
直接伝授すること

④
いんねん
定まった運命

⑤
しょさ
しわざ、振る舞いなど

⑥
げし
二十四節気のひとつ

⑦
ゆかた
夏に着る木綿のひとえ

⑧
ゆうぜい
各地を回って演説する

⑨
せりふ
舞台で俳優が言うことば

●ど忘れ二文字漢字（読み問題）3

①
前栽
前栽物

②
横柄
横柄な口をきく

③
拘泥
物事に拘泥しない

④
体裁
体裁が悪い

⑤
吹聴
吹聴して歩く

⑥
竹刀
竹刀打ち

⑦
供物
お供物

⑧
市井
市井の人

⑨
衆生
衆生済度

①
せんざい
植え込み

②
おうへい
ひどくいばった態度

③
こうでい
こだわること

④
ていさい
見かけ

⑤
ふいちょう
言いふらすこと

⑥
しない
剣道に用いる稽古刀

⑦
くもつ
神仏に供える物

⑧
しせい
町

⑨
しゅじょう
すべての生物のこと

●ど忘れ二文字漢字（読み問題）4

①
払拭
疑念を払拭する

②
産声
産声を上げる

③
面体
あやしい面体の男

④
凡例
凡例を見る

⑤
外題
歌舞伎の外題

⑥
哀惜
哀惜の念に堪えない

⑦
一途
一途に思い込む

⑧
相殺
貸し借りを相殺する

⑨
造作
造作をかける

①
ふっしょく
すっかり取り除くこと

②
うぶごえ
生まれて初めて上げる声

③
めんてい
顔つき、面相のこと

④
はんれい
本の読み方を書いた部分

⑤
げだい
表紙に書いてある題

⑥
あいせき
人の死を惜しみ悲しむ

⑦
いちず
ひたむきなこと

⑧
そうさい
差引きして帳消しにする

⑨
ぞうさ
手のかかること

●ど忘れ二文字漢字（読み問題）5

①時雨
時雨れる

②相好
相好をくずす

③痛痒
痛痒を感じない

④氷柱
軒の氷柱

⑤防人
防人の歌

⑥遵守
法規を遵守する

⑦遡及
遡及して請求する

⑧賄賂
賄賂を贈る

⑨猜疑
猜疑心

①
しぐれ
一時的に降り、止む雨

②
そうごう
表情や顔つきのこと

③
つうよう
痛みと痒みのこと

④
つらら
垂れ下がった氷

⑤
さきもり
辺土を守る人のこと

⑥
じゅんしゅ
法律などを守る

⑦
そきゅう
過去にさかのぼって影響・効力を及ぼすこと

⑧
わいろ
不正な贈り物のこと

⑨
さいぎ
妬んだり疑ったりする

●ど忘れ二文字漢字（読み問題）6

①
黄昏
黄昏どき

②
提灯
提灯行列

③
反古
約束を反古にする

④
日向
日向ぼっこ

⑤
猛者
一五人の猛者

⑥
下衆
下衆のかんぐり

⑦
反駁
反駁を加える

⑧
推敲
原稿を推敲する

⑨
言質
言質を取る

①
たそがれ
夕暮れ

②
ちょうちん
蝋燭《ろうそく》を灯して照らす道具

③
ほご
役にたたない物事

④
ひなた
日のあたっているところ

⑤
もさ
気力に富む強い人のこと

⑥
げす
身分、根性のいやしい者

⑦
はんばく
反論する

⑧
すいこう
文章を考え練ること

⑨
げんち
証拠となる言葉

●ど忘れ二文字漢字（読み問題）7

① 奢侈
奢侈に流れる

② 面子
面子をたてる

③ 生粋
生粋の江戸っ子

④ 造詣
文学に造詣が深い

⑤ 回向
回向帳

⑥ 永劫
未来永劫

⑦ 信憑
信憑性がある

⑧ 斟酌
斟酌を加える

⑨ 上梓
自伝を上梓する

①
しゃし
必要以上に贅沢する

②
メンツ
体面や面目のこと

③
きっすい
全くまじりけがないこと

④
ぞうけい
学問などの知識が深い

⑤
えこう
死んだ人の冥福を祈る

⑥
えいごう
ものすごく長い年月

⑦
しんぴょう
信じてよりどころにする

⑧
しんしゃく
見計らって手加減すること

⑨
じょうし
図書を出版すること

●ど忘れ二文字漢字（読み問題）8

①
拿捕
漁船が拿捕された

②
高邁
高邁な精神

③
礼讃
偉業を礼讃する

④
鼓吹
国粋思想を鼓吹する

⑤
湮滅
証拠湮滅

⑥
流石
流石は天才

⑦
嫡男
彼は嫡男だ

⑧
遊山
物見遊山

⑨
比肩
比肩できる者がいない

①
だほ
とらえること

②
こうまい
けだかくすぐれている

③
らいさん
ほめたたえる

④
こすい
相手に吹き込むこと

⑤
いんめつ
跡形をなくす

⑥
さすが
なんと言おうと、やはり

⑦
ちゃくなん
親の跡を継ぐ男子

⑧
ゆさん
気晴らしに外出すること

⑨
ひけん
同等であること。匹敵

●ど忘れ二文字漢字（読み問題）9

①
捺印
記名捺印

②
直截
直截簡明

③
刃傷
刃傷沙汰

④
耽溺
酒色に耽溺する

⑤
口伝
口伝書

⑥
伝播
思想の伝播

⑦
追悼
追悼文

⑧
虚空
虚空をつかむ

⑨
白湯
白湯を飲む

①
なついん
判を押すこと

②
ちょくせつ
すぐに決裁すること

③
にんじょう
刃物で人を傷つける

④
たんでき
夢中になる

⑤
くでん
くちで伝えること

⑥
でんぱ
伝えひろまること

⑦
ついとう
生前を惜しみ悲しむこと

⑧
こくう
大空、空間のこと

⑨
さゆ
何も混ぜないただのお湯

●ど忘れ二文字漢字（読み問題）10

①
蟄居
終身蟄居

②
股肱
股肱の臣

③
詭弁
詭弁を弄する

④
灰汁
灰汁が強い

⑤
咄嗟
咄嗟に身をかわす

⑥
訃報
訃報に接する

⑦
物故
物故者

⑧
丁稚
丁稚奉公

⑨
不犯
一生不犯

①
ちっきょ
家の中にひきこもっていること

②
ここう
最も頼りとする部下

③
きべん
ごまかしの議論

④
あく
植物類からでるしぶい成分

⑤
とっさ
ごく短い時間のこと

⑥
ふほう
死亡通知

⑦
ぶっこ
死ぬこと

⑧
でっち
商人の家で奉公する少年

⑨
ふぼん
僧が異性と交わらないこと

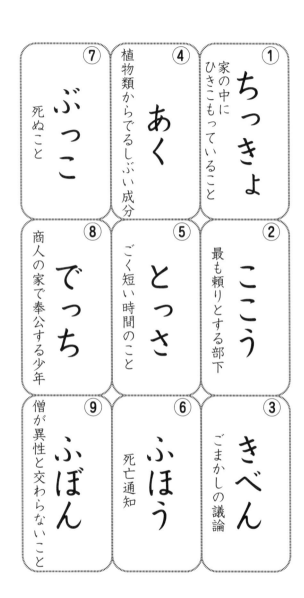

●ど忘れ二文字漢字（読み問題）11

① 迂遠
迂遠な方法

② 迂闊
迂闊にものを言う

③ 上戸
笑い上戸

④ 下戸
私は下戸で

⑤ 逝去
御逝去をいたむ

⑥ 斯界
斯界の権威

⑦ 夕餉
夕餉のけむり

⑧ 流職
流職罪

⑨ 祝詞
祝詞奏上

①
うえん
まわり遠いこと

②
うかつ
よく知らずに事情にうとい

③
じょうご
酒がたくさん飲めること

④
げこ
酒が飲めない人のこと

⑤
せいきょ
死ぬの敬語

⑥
しかい
この社会のこと

⑦
ゆうげ
夕飯のこと

⑧
とくしょく
私欲の為に職務を濫用する

⑨
のりと
神主が述べることば

●ど忘れ二文字漢字（読み問題）12

①
眩暈
眩暈を感じる

②
悪食
悪食家

③
許嫁
彼女は許嫁だ

④
独楽
独楽まわし

⑤
鍼灸
鍼灸術

⑥
脚気
脚気を患う

⑦
贖罪
贖罪の儀式

⑧
石女
彼女は石女だ

⑨
暖簾
暖簾を分ける

①
めまい
目がくらんだりする状態

②
あくじき
変わったものを食べること

③
いいなずけ
婚約者のこと

④
こま
おもちゃのこま

⑤
しんきゅう
はりときゅう

⑥
かっけ
ビタミンB1の欠乏症

⑦
しょくざい
罪をあがなうこと

⑧
うまずめ
子供を生めない女

⑨
のれん
仕切りに垂らす布

●ど忘れ二文字漢字（読み問題）13

① 似非
似非学者

② 慇懃
慇懃無礼

③ 邂逅
三〇年ぶりの邂逅

④ 気障
気障なせりふ

⑤ 漏洩
機密漏洩

⑥ 流暢
流暢な日本語

⑦ 点前
お点前

⑧ 悪辣
悪辣な手段

⑨ 漁火
漁火が見える

①
えせ
似ているが本物ではない

②
いんぎん
ていねいなこと

③
かいこう
めぐりあい

④
きざ
態度などにいやみがある

⑤
ろうえい
秘密などがもれること

⑥
りゅうちょう
すらすら話してよどみない

⑦
てまえ
茶の湯の作法

⑧
あくらつ
たちの悪いやりかた

⑨
いさりび
魚などを集めるための火

●ど忘れ二文字漢字（読み問題）14

①
辛辣
辛辣な批評

②
怖気
怖気付く

③
垂涎
垂涎の的

④
雄叫
雄叫びをあげる

⑤
朴訥
剛毅朴訥

⑥
騒擾
騒擾罪

⑦
抜擢
課長に抜擢する

⑧
鷹揚
鷹揚にうなずく

⑨
好事
好事家

①
しんらつ
表現や見方が非常に手きびしいこと

②
おじけ
怖いという気持ち

③
すいぜん
とても強く物を欲しがる

④
おたけ(び)
勇ましい叫び声のこと

⑤
ぼくとつ
無骨で飾り気がないこと

⑥
そうじょう
騒動のこと

⑦
ばってき
多くの中から引き抜く

⑧
おうよう
ゆったりしている様子

⑨
こうず
かわった物を好むこと

●ど忘れ二文字漢字（読み問題）15

① 殺陣
殺陣師

② 飛礫
なしの飛礫

③ 忽焉
忽焉として逝く

④ 改竄
小切手の改竄

⑤ 敷衍
敷衍して言えば

⑥ 健啖
健啖家

⑦ 塩梅
塩梅をみる

⑧ 辟易
くどい説教に辟易する

⑨ 軋轢
嫁と姑の軋轢

①
たて
たちまわりのこと

②
つぶて
投げる小石のこと

③
こつえん
たちまち

④
かいざん
悪用の目的で文字を変える

⑤
ふえん
意味・趣旨をおし広げて説明すること

⑥
けんたん
盛んに食べること

⑦
あんばい
味かげん、ぐあいのこと

⑧
へきえき
たじろぐ、閉口する

⑨
あつれき
仲が悪く争うこと

●ど忘れ二文字漢字（読み問題）16

①
自惚
自惚れが強い

②
陽炎
陽炎が燃える

③
女婿
社長は会長の女婿だ

④
駿馬
芦毛の駿馬

⑤
恬淡
無欲恬淡

⑥
時化
時化が続く

⑦
割烹
割烹着

⑧
冥加
冥加に尽きる

⑨
漸次
漸次に進歩する

①
うぬぼ（れ）
自負のこと

②
かげろう
地面からたちのぼる空気

③
じょせい
むすめ婿のこと

④
しゅんめ
すぐれてよい馬のこと

⑤
てんたん
あっさりしてこだわらない

⑥
しけ
嵐などで海が荒れること

⑦
かっぽう
料理のこと

⑧
みょうが
みょうりやおかげ

⑨
ぜんじ
次第に

●ど忘れ二文字漢字（読み問題）17

① 贔屓
贔屓にする

② 懈怠
支払いを懈怠する

③ 剽軽
剽軽なしぐさ

④ 蘊蓄
蘊蓄を傾ける

⑤ 凋落
凋落の運命をたどる

⑥ 饂飩
饂飩粉

⑦ 睥睨
天下を睥睨する

⑧ 隘路
隘路にはまり込む

⑨ 揶揄
揶揄嘲弄する

①
ひいき
好意をもって力を添える

②
けたい
怠けること

③
ひょうきん
気軽でこっけいなこと

④
うんちく
たくわえた深い知識

⑤
ちょうらく
おちぶれること

⑥
うどん
麺類の中のひとつ

⑦
へいげい
にらみつけて勢いを示す

⑧
あいろ
通路として狭い、進行の難所

⑨
やゆ
からかうこと

●ど忘れ二文字漢字（読み問題）18

①
只管
只管走り続ける

②
脆弱
脆弱な体質

③
情誼
情誼に厚い

④
掣肘
掣肘を加える

⑤
蹉跌
青春の蹉跌

⑥
坩堝
興奮の坩堝と化す

⑦
乖離
倫理と政治の乖離

⑧
傀儡
傀儡政権

⑨
狷介
狷介孤高

①
ひたすら
それぱかりに心を向ける

②
ぜいじゃく
身体などがもろくて弱い

③
じょうぎ
親しい間柄の人情のこと

④
せいちゅう
干渉を加え自由にさせない

⑤
さてつ
つまずくこと

⑥
るつぼ
熱狂した状態のこと

⑦
かいり
互いに反対方向に離れる

⑧
かいらい
あやつり人形のこと

⑨
けんかい
人と和合しないこと

●ど忘れ二文字漢字（読み問題）19

①
憐憫
憐憫の情

②
炯眼
射るが如き炯眼

③
鍍金
銀鍍金

④
昵懇
昵懇の間柄

⑤
正鵠
正鵠を射る

⑥
悋気
お悋気をいう

⑦
梟雄
戦国の梟雄

⑧
熨斗
熨斗をつけて返上する

⑨
吝嗇
吝嗇家

① れんびん
あわれみふびんに思う

② けいがん
するどい眼つきのこと

③ めっき
銀などの薄い層をかぶせる

④ じっこん
親しくつきあうこと

⑤ せいこく
要点や急所のこと

⑥ のろけ
のろけること

⑦ きょうゆう
残忍で猛々しい人物のこと

⑧ のし
祝いなどの進物に添える物

⑨ りんしょく
極度にけちなこと

●ど忘れ二文字漢字（読み問題）20

①
煩瑣
煩瑣な事務

②
蒙昧
無知蒙昧

③
荼毘
荼毘に付する

④
無聊
無聊に苦しむ

⑤
訥弁
雄弁と訥弁

⑥
磊落
豪放磊落

⑦
杞憂
杞憂に過ぎない

⑧
沽券
沽券にかかわる

⑨
一瞥
一瞥を投げる

①
はんさ
こみいって煩わしい

②
もうまい
ものの道理に暗いこと

③
だび
火葬のこと

④
ぶりょう
たいくつなこと

⑤
とつべん
へたな話し方のこと

⑥
らいらく
おおらかでこだわらないこと

⑦
きゆう
取り越し苦労のこと

⑧
こけん
人の値打ちや体面のこと

⑨
いちべつ
ちらっと見ること

●ど忘れ二文字漢字（読み問題）21

①
知悉
内情を知悉する

②
齷齪
齷齪働く

③
困憊
疲労困憊する

④
華奢
華奢なからだ

⑤
就中
就中この点が重要だ

⑥
忌憚
忌憚のない意見

⑦
領袖
政党の領袖

⑧
霍乱
鬼の霍乱

⑨
胡座
胡座をかく

①
ちしつ
詳しく知る

②
あくせく
せかせかと落ち着きがない

③
こんぱい
疲れて弱ること

④
きゃしゃ
弱々しく感じられること

⑤
なかんずく
とくに、とりわけ

⑥
きたん
遠慮のこと

⑦
りょうしゅう
集団の主だった人

⑧
かくらん
病気

⑨
あぐら
足を前に組んで楽に座る

●ど忘れ二文字漢字（読み問題）22

①
冤罪
冤罪をはらす

②
厭世
厭世主義

③
暢気
暢気に構える

④
転寝
肘枕で転寝する

⑤
呵責
良心の呵責

⑥
嗚咽
嗚咽がもれる

⑦
鳥瞰
鳥瞰図

⑧
敬虔
敬虔な祈り

⑨
戯作
戯作者

①
えんざい
無実の罪のこと

②
えんせい
人生などをいやだと思う

③
のんき
心配性でなく気楽なこと

④
うたたね
床に入らずしばらく寝る

⑤
かしゃく
責め苦しめること

⑥
おえつ
声をころして泣くこと

⑦
ちょうかん
高所から見おろすこと

⑧
けいけん
深く敬いつつしむこと

⑨
げさく
江戸時代の娯楽小説類

●ど忘れ二文字漢字（読み問題）23

①渾沌
渾沌たる形勢

②曳航
曳航船

③拉致
拉致される

④齟齬
齟齬をきたす

⑤夫子
夫子自身

⑥静謐
静謐な世

⑦老獪
老獪な人物

⑧婉曲
婉曲な表現

⑨捏造
捏造記事

①
こんとん
区別などはっきりしない

②
えいこう
他の船を引いて航海する

③
らち
無理につれていくこと

④
そご
くいちがいのこと

⑤
ふうし
その当人をさす言葉

⑥
せいひつ
静かで安らかなこと

⑦
ろうかい
経験をつんで悪賢いこと

⑧
えんきょく
表し方が、遠まわしなこと

⑨
ねつぞう
でっち上げること

2章

どこかで聞いたことがある

四文字熟語（読み問題）120問

自己採点をしてみよう

▶150 問正解……大変よくできましたで賞

▶100 問正解……よくできましたで賞

▶　50 問正解……できましたで賞

▶　30 問正解……もう少し頑張りま賞

●どこかで聞いたことがある四字熟語（読み問題）1

①羊質虎皮

②離合集散

③竜頭蛇尾

④臨機応変

① ようしつこひ

外見は立派だが、中身が伴わないこと。

② りごうしゅうさん

人が離れ離れになったり、集まって再会したりすること。

③ りゅうとうだび

初めは勢いが盛んであるが、段々と衰えてきて、最後はさっぱり振るわないこと。

④ りんきおうへん

その時その場所の状況変化に応じて適切な処置をほどこすこと。

●どこかで聞いたことがある四字熟語（読み問題）2

① 曖昧模糊

② 悪戦苦闘

③ 安心立命

④ 一念発起

①あいまいもこ

物事の内容があやふやではっきりせず、ぼんやりとしてよくわからないさま。

②あくせんくとう

目の前の難題に、大苦戦を強いられながらも、死に物狂いで立ち向かうさま。

③あんしんりつめい

いかなる場合でも、心を安らかにして、身を天命にまかせ、動じない境地。

④いちねんほっき

ことを成し遂げようと決意したり、悔い改め出直すことを固く決意する意味。

●どこかで聞いたことがある四字熟語（読み問題）3

①
一蓮托生

②
一石二鳥

③
因果応報

④
右往左往

①いちれんたくしょう

結果に関係なく行動、運命を共にすること。運命共同体。

②いっせきにちょう

ひとつのことから同時に、ふたつの目的を達し、ふたつの利益・効果を得ること。

③いんがおうほう

良い行ないをする人には良い報いが、悪い行いをする人には悪い報いがあるの意。

④うおうさおう

トラブルなどにあった際、人が右へ行ったり左へ行ったりあたふたすること。

●どこかで聞いたことがある四字熟語（読み問題）4

①
右顧左眄

②
雲散霧消

③
会者定離

④
得手勝手

①うこさべん

右を見たり左を見たりで、考えがはっきりせずに迷っていること。

②うんさんむしょう

雲が散り霧が消えてしまうように、物事が跡形もなく一度に消え失せること。

③えしゃじょうり

出会った人とは必ず別れる運命にあるという、世の中の無常を説いた仏教語。

④えてかって

他人のことは一切構わずに、自分に都合の良いことばかり行なうこと。

●どこかで聞いたことがある四字熟語（読み問題）5

① 円転滑脱

② 厭離穢土

③ 岡目八目

④ 温故知新

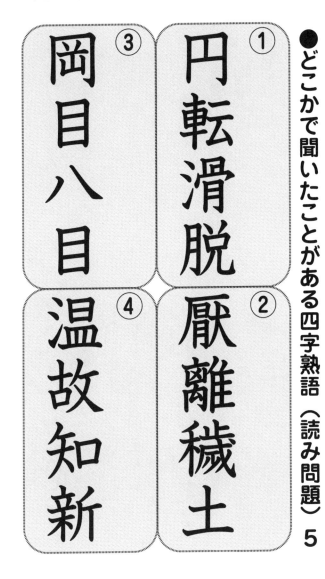

①えんかつだつ

人と争わずにうまくことを運ぶこと。かどが立たないこと。要領がいいこと。

②えんりえど

浄土宗の教え。煩悩の多い汚れたこの世を嫌い離れること。世を捨てること。

③おかめはちもく

傍観者のほうが当事者よりも物事の真相がよくわかること。

④おんこちしん

古いことを調べ尋ねて、その中から新しい知識を得るということ。

●どこかで聞いたことがある四字熟語（読み問題）6

①乳母日傘

②快刀乱麻

③偕老同穴

④臥薪嘗胆

①おんばひがさ

幼児が、恵まれた環境でちやほやされながら、過保護に育てられること。

②かいとうらんま

もつれた麻を刀で断ち切るように、複雑にこじれた物事を見事に処理すること。

③かいろうどうけつ

夫婦が仲睦まじく、死ぬまで幸せな結婚生活をおくること。死後も絆が強いこと。

④がしんしょうたん

中国の故事のひとつ。目的を達成するために自らに試練を与えること。

●どこかで聞いたことがある四字熟語（読み問題）7

①
隔靴掻痒

②
画竜点睛

③
侃侃諤諤

④
閑話休題

①かっかそうよう

物事が思うように進まなくて非常にもどかしい、という意味。

②がりょうてんせい

物事を成就するために、最後に加える、大切な仕上げ。

③かんかんがくがく

正しい意見を遠慮することなく、正々堂々と直言し、盛んに議論する様子。

④かんわきゅうだい

前置きや無駄話を打ち切って、話の本題に入るときに使用する語。

●どこかで聞いたことがある四字熟語（読み問題）8

①
気炎万丈

②
危機一髪

③
気息奄奄

④
器用貧乏

①きえんばんじょう
非常に意気が盛んなことを意味する語。血気盛んな様子。

②ききいっぱつ
髪の毛一本ほどのわずかな差で、危険な状況に立たされそうな瀬戸際のこと。

③きそくえんえん
息がたえだえになっているという意味。また今にも絶滅しそうな様子のたとえ。

④きようびんぼう
何でも器用にこなす一方で、一つのことに集中できず、結局は大成しないこと。

●どこかで聞いたことがある四字熟語（読み問題）9

①空前絶後

②空理空論

③君子豹変

④軽佻浮薄

①くうぜんぜつご

今までに例がなく、おそらく、今後も決して出現しないような、非常に稀なこと。

②くうりくうろん

道理は通っているけれど、現実からかけ離れていて、実際には役に立たないこと。

③くんしひょうへん

「過ちをすぐ改める」「自分の都合での態度変更を非難する」の両方の意味がある。

④けいちょうふはく

言動や考えが軽はずみでしっかりしていないこと。

●どこかで聞いたことがある四字熟語（読み問題）10

① 喧喧囂囂

② 捲土重来

③ 権謀術数

④ 行雲流水

①けんけんごうごう

いろいろな意見が飛び出して、やかましく騒々しいこと。騒がしい様子。

②けんどちょうらい

一度失敗した者が、再び勢いを盛り返して挽回してくること。

③けんぼうじゅっすう

相手をおとしいれたり、あざむいたりする、種々のはかりごとやたくらみ。

④こううんりゅうすい

自然のままに行動することや、物事にとらわれないで平静でいる心境。

●どこかで聞いたことがある四字熟語（読み問題）11

①
傲岸不遜

②
巧言令色

③
荒唐無稽

④
国士無双

①ごうがんふそん

おごりたかぶっていて、へりくだらないこと。

②こうげんれいしょく

言葉を飾り、顔色をやわらげて人を喜ばせ、こびへつらうこと。

③こうとうむけい

言説に根拠がなく、でたらめなこと。

④こくしむそう

国中で、比べられる者がいないほどの、大人物のこと。類まれな大人物。

●どこかで聞いたことがある四字熟語（読み問題）12

①
三寒四温

②
山高水長

③
斬新奇抜

④
三位一体

①さんかんしおん

寒い日が3日続くと、その後4日は暖かく、これが繰り返される気象現象のこと。

②さんこうすいちょう

不朽の功績、名誉を讃えた語。立派な人の功績や名誉が末永く伝わること。

③ざんしんきばつ

内容が際立って新しく、ごく一般の人では思いつきそうもないこと。

④さんみいったい

全く別々の三つのものが結びつき、一体になって機能を発揮すること。

●どこかで聞いたことがある四字熟語（読み問題）13

①色即是空

②実践躬行

③主客転倒

④信賞必罰

①しきそくぜくう

万物は形を整えているが全て現象であり、不変の実体はなく本質は空であること。

②じっせんきゅうこう

口先だけ立派なことを言うのでなく、実際にやってみることが大切だということ。

③しゅかくてんとう

本来の立場が逆転してしまうこと。軽重や順序などが逆転した時にも用いる。

④しんしょうひつばつ

功を立てた者には必ず褒美を与え、罪を犯した者には必ず罰を与えること。

●どこかで聞いたことがある四字熟語（読み問題）14

①酔生夢死

②寸進尺退

③晴耕雨読

④切磋琢磨

①すいせいむし
ぶらぶらして有意義なことは何もしないで、無駄に一生を過ごすことのたとえ。

②すんしんしゃくたい
骨折り損のくたびれ儲けのこと。得るものは少なく、失うものが多いこと。

③せいこううどく
晴れた日には田畑を耕し、雨が降れば家の中で読書をするということ。

④せっさたくま
友人や同僚が互いに励まし合い、競いあって、学問や技芸、人格などを磨くこと。

●どこかで聞いたことがある四字熟語（読み問題）15

①前途洋洋

②創意工夫

③相即不離

④率先垂範

①ぜんとようよう

これから先に明るい希望が持て、将来が非常に楽しみなこと。

②そういくふう

現状に満足せず、常に新しい考え・意見に耳を傾け、アイデアを模索すること。

③そうそくふり

お互いに関係し合っていて、切り離すことができないこと。

④そっせんすいはん

自分が進んでみんなに手本を示すこと。

●どこかで聞いたことがある四字熟語（読み問題）16

①大器晩成

②大義名分

③大山鳴動

④泰然自若

①たいきばんせい

若い時はパッとしないが、徐々に力を養い、大成する、大人物のこと。

②たいぎめいぶん

人として守るべき、道義と節度。

③たいざんめいどう

大騒ぎのわりには、結果が小さいこと。

④たいぜんじじゃく

ゆったりと落ち着いていて物事に動じない様子。

●どこかで聞いたことがある四字熟語（読み問題）17

①論功行賞

②和魂漢才

③和洋折衷

④相思相愛

①ろんこうこうしょう

功績の大小や内容などをよく話し合って評価し、相応した賞を与えること。

②わこんかんさい

日本固有の精神を失わないで、中国文化を日本向けに消化すること。

③わようせっちゅう

日本風と西洋風のいいところだけを採用し、うまく調和させること。

④そうしそうあい

互いに慕い合い、愛し合うこと。

●どこかで聞いたことがある四字熟語（読み問題）18

①他力本願

②朝三暮四

③跳梁跋扈

④朝令暮改

①たりきほんがん

自分で努力をせずに他人の力をあてにすること。

②ちょうさんぼし

目前の差に拘り、結局は同じなのに気がつかないこと。口先で人をあざむくこと。

③ちょうりょうばっこ

悪人が善良な市民を踏みにじって、思いのままに振る舞うこと。

④ちょうれいぼかい

制度や法令、方針などがめまぐるしく変わって、いっこうに定まらないこと。

●どこかで聞いたことがある四字熟語（読み問題）19

①猪突猛進

②津津浦浦

③適材適所

④手前味噌

①ちょとつもうしん

先のことを考えずに、ただまっしぐらに目標に向けて突っ走ること。

②つつうらうら

全国のいたる所。

③てきざいてきしょ

その人の才能や性格を考え、本当に適する地位や仕事を与えるという意味。

④てまえみそ

自分自身がやったことについて自分でほめて自慢すること。自画自賛のこと。

●どこかで聞いたことがある四字熟語（読み問題）20

①手練手管

②天衣無縫

③天下泰平

④天変地異

①てれんてくだ

手を変え品を変えて巧妙に人をだます意。

②てんいむほう

文章や詩歌が自然な出来栄えで、しかも完璧に美しいということ。

③てんかたいへい

世の中が平和で落ち着いていて、極めて穏やかに治まっていること。

④てんぺんちい

暴風や地震など、天地自然の中で起こる異変や災害のこと。

●どこかで聞いたことがある四字熟語（読み問題）21

①
同工異曲

②
同床異夢

③
得意満面

④
独立独歩

①どうこういきょく

見た目は異なるが、内容は似たり寄ったりであること。

②どうしょういむ

同じ立場の仲間であるにもかかわらず、それぞれ思惑が違い目的が異なること。

③とくいまんめん

自信に満ちあふれている様子 誇らしげな様子が表情にあらわれていること。

④どくりつどっぽ

他人に頼ることなく、自分ひとりの力で自分の信じる道を進むこと。

●どこかで聞いたことがある四字熟語（読み問題）22

①徒手空拳

②内柔外剛

③難攻不落

④南船北馬

①としゅくうけん

資本も地位も何ひとつ頼るものがなく、まさに裸一貫で事に望むこと。

②ないじゅうがいごう

内心は内気で弱々しいのに、外見は強そうに見えること。

③なんこうふらく

城などが、守りが強固で攻撃しにくくなかなか陥落しないこと。人にも用いる。

④なんせんほくば

絶えず、忙しく旅して歩くこと。

●どこかで聞いたことがある四字熟語（読み問題）23

①
二束三文

②
日常茶飯

③
日進月歩

④
二律背反

①にそくさんもん

数がたくさんあっても、値段がとても安価なこと。

②にちじょうさはん

ごくありふれた日常の事柄のこと。

③にっしんげっぽ

絶えず進歩し続け、発展を繰り返すこと。

④にりつはいはん

同じ程度に正しいと思われる、ふたつの命題が、相互に矛盾、対立し合うこと。

●どこかで聞いたことがある四字熟語（読み問題）24

①年功序列

②博引旁証

③博学多才

④馬耳東風

①ねんこうじょれつ

実力や業績ではなく、年齢や勤続年数などで地位や待遇が良くなっていくこと。

②はくいんぼうしょう

物事を論じ、決めるときに、多くの材料を引き出し証拠をあまねく示すこと。

③はくがくたさい

広くいろいろな学問に通じていて、才能が豊かなこと。

④ばじとうふう

人の意見や忠告を聞き流してしまうこと。

●どこかで聞いたことがある四字熟語（読み問題）25

①八面六臂

②眉目秀麗

③百家争鳴

④百花繚乱

①はちめんろっぴ

一人で何人分もの働きをすること、あるいは、多方面で大活躍をすること。

②びもくしゅうれい

顔かたちが美しく整っている様子を表している。男子についての褒め言葉。

③ひゃっかそうめい

様々な立場の学者や思想家が、意見や学説を自由に発表し活発に議論しあうこと。

④ひゃっかりょうらん

優れた人物や業績が、一時期にたくさん現われること。

●どこかで聞いたことがある四字熟語（読み問題）26

①風流韻事

②不倶戴天

③不偏不党

④平身低頭

①ふうりゅういんじ

世俗を離れて自然と戯れ、詩歌や書画、華道などの風流な遊びを楽しむこと。

②ふぐたいてん

共に同じ天の下に生かしておけない程、相手を憎み、恨んでいること。

③ふへんふとう

どちらか一方に偏らずに、公平、中立の立場に立つこと。

④へいしんていとう

人に対してただひたすら態度を低くするさま。平伏しておそれいること。

●どこかで聞いたことがある四字熟語（読み問題）27

① 変幻自在

② 暴虎馮河

③ 傍若無人

④ 満身創痍

①へんげんじざい

意のままに、姿を消したり現われたりすること。またはすばやく変化をすること。

②ぼうこひょうが

後先のことを考えないで、血気にまかせた無謀な行動。

③ぼうじゃくぶじん

まるで誰もいないように、わがままに自分勝手な振る舞いをすること。

④まんしんそうい

肉体的にも精神的にもひどくまいっている状態のこと。

●どこかで聞いたことがある四字熟語（読み問題）28

①
未来永劫

②
無芸大食

③
無病息災

④
無理難題

①みらいえいごう

永遠、永久、無限に永い年月のこと。

②むげいたいしょく

これといった特技や能力を持たないのに、食べることは一人前だ、ということ。

③むびょうそくさい

健康で大過なく無事なこと。

④むりなんだい

相手を困らせるための、困難な要求、注文など。

●どこかで聞いたことがある四字熟語（読み問題）29

①明鏡止水

②物見遊山

③門戸開放

④夜郎自大

①めいきょうしすい

よこしまな心がなくて、澄みきって静かな心境のこと。

②ものみゆさん

気の向くままに、ぶらりと遊びに出掛けること。

③もんこかいほう

制限をなくして自由に出入りできること。

④やろうじだい

実力や知識がないのに、そのことに気付かず、得意となり大威張りしていること。

●どこかで聞いたことがある四字熟語（読み問題）30

①優勝劣敗

②悠悠自適

③油断大敵

④余韻嫋嫋

①ゆうしょうれっぱい

強者が栄え、弱者は衰え滅びること。

②ゆうゆうじてき

俗世間を離れてのんびりと過ごすこと。

③ゆだんたいてき

油断は失敗の原因なので、最後まで、慎重に行動するべきという戒め。

④よいんじょうじょう

声や音が終わってもなお残っている響き。また印象的な出来事がもたらす余情。

3章

あれ、どっちだっけ？

迷い漢字（書き問題）72問

自己採点をしてみよう

▶150 問正解……大変よくできましたで賞

▶100 問正解……よくできましたで賞

▶ 50 問正解……できましたで賞

▶ 30 問正解……もう少し頑張りま賞

●あれ、どっちだっけ？ 迷い漢字（書き問題）1

①
A 稲が**せいちょう**する
B 息子が立派に**せいちょう**する

②
A **ひっし**で逃げる
B この成績では浪人は**ひっし**だ

＊太字のひらがなを漢字で書いてください。

①
A 稲が**生長**する
B 息子が立派に**成長**する

②
A **必死**で逃げる
B この成績では浪人は**必至**だ

●あれ、どっちだっけ？迷い漢字（書き問題）2

①
A 彼は立派な**せいねん**になった
B 彼も来年**せいねん**に達する

②
A 相手の実力を**かしょう**評価する
B 税金を**かしょう**申告する

①
A 彼は立派な**青年**になった
B 彼も来年**成年**に達する

②
A 相手の実力を**過小**評価する
B 税金を**過少**申告する

●あれ、どっちだっけ？ 迷い漢字（書き問題）3

①
A ゴッホの絵を**かんしょう**する
B 菊の花を**かんしょう**する

②
A 百科**じてん**
B 漢和**じてん**

①
A ゴッホの絵を**鑑賞**する
B 菊の花を**観賞**する

②
A 百科**事典**
B 漢和**辞典**

●あれ、どっちだっけ？ 迷い漢字（書き問題）4

①
A **ようけん**を話す
B **ようけん**を備える

②
A 自分の店を持って**じりつ**する
B **じりつ**の心を養う

①
A **用件**を話す
B **要件**を備える

②
A 自分の店を持って**自立**する
B **自律**の心を養う

●あれ、どっちだっけ？ 迷い漢字（書き問題）5

①
A しょうがい保険
B しょうがい物競争

②
A 住宅をしゅうとくする
B 財布をしゅうとくする

①
A **傷害**保険
B **障害**物競争

②
A 住宅を**収得**する
B 財布を**拾得**する

●あれ、どっちだっけ？ 迷い漢字（書き問題）6

①
A 結婚式に**せいそう**で出席する
B 同窓会に**せいそう**して出かける

②
A **こうりつ**良い仕事
B **こうりつ**な利子

①
A 結婚式に**正装**で出席する
B 同窓会に**盛装**して出かける

②
A **効率**良い仕事
B **高率**な利子

●あれ、どっちだっけ？ 迷い漢字（書き問題）7

①
A 選挙こうほう
B 市のこうほう

②
A 憲法をこうふする
B 免許証をこうふする

①
A 選挙**公報**
B 市の**広報**

②
A 憲法を**公布**する
B 免許証を**交付**する

●あれ、どっちだっけ？ 迷い漢字（書き問題）8

①
A 官報でこうこくする
B 新聞こうこく

②
A こたい燃料
B こたい概念

①
A 官報で**公告**する
B 新聞**広告**

②
A **固体**燃料
B **個体**概念

●あれ、どっちだっけ？ 迷い漢字（書き問題）9

①
A 事態を**しゅうしゅう**する
B 切手の**しゅうしゅう**をする

②
A この映画は**こうひょう**である
B ご**こうひょう**を賜る

① A 事態を**収拾**する

B 切手の**収集**をする

② A この映画は**好評**である

B ご**高評**を賜る

●あれ、どっちだっけ？ 迷い漢字（書き問題）10

①
A ほけん所
B 生命ほけん

②
A 漢文たいけい
B 賃金たいけい

①

A **保健**所

B 生命**保険**

②

A 漢文**大系**

B 賃金**体系**

●あれ、どっちだっけ？ 迷い漢字（書き問題）11

①
A きんりょう区で狩猟はしない
B サンマ漁は現在きんりょうだ

②
A 生存きょうそう
B 百メートルきょうそう

①

A **禁猟**区で狩猟はしない

B サンマ漁は現在**禁漁**だ

②

A 生存**競争**

B 百メートル**競走**

●あれ、どっちだっけ？ 迷い漢字（書き問題）12

①
A みんぞく芸能
B みんぞく自決

②
A 原書こうどく
B 新聞の定期こうどく

①
A **民俗**芸能
B **民族**自決

②
A 原書**講読**
B 新聞の定期**購読**

●あれ、どっちだっけ？ 迷い漢字（書き問題）13

①
A はいすい工事
B 工場のはいすい

②
A ひとでが足りない
B ひとでが多い

①
A **排水**工事
B 工場の**廃水**

②
A **人手**が足りない
B **人出**が多い

●あれ、どっちだっけ？ 迷い漢字（書き問題）14

①
A 事態が**きゅうはく**する
B 生活が**きゅうはく**する

②
A 名簿から名前を**しょうきゃく**する
B 借金を**しょうきゃく**する

①
A 事態が**急迫**する
B 生活が**窮迫**する

②
A 名簿から名前を**消却**する
B 借金を**償却**する

●あれ、どっちだっけ？ 迷い漢字（書き問題）15

①
A おんじょうに報いる
B おんじょうあふれる言葉

②
A 文壇のきさい
B 一代のきさい

①
A **恩情**に報いる
B **温情**あふれる言葉

②
A 文壇の**奇才**
B 一代の**鬼才**

●あれ、どっちだっけ？ 迷い漢字（書き問題）16

①
A 豚肉は必ず**かねつ**して食べる
B ストーブの**かねつ**が火事の原因

②
A **がっかい**で発表する
B **がっかい**で認められる

①
A 豚肉は必ず**加熱**して食べる
B ストーブの**過熱**が火事の原因

②
A **学会**で発表する
B **学界**で認められる

●あれ、どっちだっけ？ 迷い漢字（書き問題）17

①
A かがく反応
B 自然かがく

②
A かくしゅうに発刊される雑誌
B かくしゅうで開催される理事会

①
A **化学**反応
B 自然**科学**

②
A **各週**に発刊される雑誌
B **隔週**で開催される理事会

●あれ、どっちだっけ？ 迷い漢字（書き問題）18

①
A **ふじゅん**な動機
B **ふじゅん**な気候

②
A **とくしゅ**な製法でつくられた薬
B **とくしゅ**な薬

①
A **不純**な動機
B **不順**な気候

②
A **特殊**な製法でつくられた薬
B **特種**な薬

●あれ、どっちだっけ？ 迷い漢字（書き問題）19

①
A **さいけん**を行使する
B **さいけん**を発行する

②
A **かんしん**なこども
B 異性に**かんしん**を持つ

①
A **債権**を行使する
B **債券**を発行する

②
A **感心**なこどもも
B 異性に**関心**を持つ

●あれ、どっちだっけ？ 迷い漢字（書き問題）20

①
A 得意な**がっか**
B 一日の**がっか**

②
A 人事**いどう**がある
B 机を**いどう**する

①

A 得意な**学科**

B 一日の**学課**

②

A 人事**異動**がある

B 机を**移動**する

●あれ、どっちだっけ？ 迷い漢字（書き問題）21

①
A 運賃の**かいてい**
B 辞典の**かいてい**

②
A これ**いがい**に方法はない
B **いがい**な出来事であった

① A 運賃の**改定**
B 辞典の**改訂**

② A これ**以外**に方法はない
B **意外**な出来事であった

●あれ、どっちだっけ？ 迷い漢字（書き問題）22

①
A 領土として**せんゆう**する
B 南向きの部屋を**せんゆう**する

②
A **きょうか**合宿
B **きょうか**活動

①
A 領土として**占有**する
B 南向きの部屋を**専有**する

②
A **強化**合宿
B **教化**活動

●あれ、どっちだっけ？ 迷い漢字（書き問題）23

①
A 二人の間のただならぬ**けしき**
B **けしき**を眺める

②
A 門戸を**かいほう**する
B 奴隷を**かいほう**する

① A 二人の間のただならぬ**気色**
B **景色**を眺める

② A 門戸を**開放**する
B 奴隷を**解放**する

●あれ、どっちだっけ？ 迷い漢字（書き問題）24

① A ネッシーの**じったい**
B 国民生活の**じったい**

② A **めいげん**を残す
B **めいげん**を避ける

①
A ネッシーの**実体**
B 国民生活の**実態**

②
A **名言**を残す
B **明言**を避ける

●あれ、どっちだっけ？迷い漢字（書き問題）25

①
A 医療きかい
B きかい工業

②
A 家庭でんき
B 重でんき

① A 医療**器械** B **機械**工業

② A 家庭**電器** B 重**電機**

●あれ、どっちだっけ？ 迷い漢字（書き問題）26

①
A **かき**休暇
B 塾の**かき**講習

②
A **とうき**オリンピック
B 塾の**とうき**講習

①
A **夏季**休暇
B 塾の**夏期**講習

②
A **冬季**オリンピック
B 塾の**冬期**講習

●あれ、どっちだっけ？迷い漢字（書き問題）27

①
A ねんきを定める
B ねんき奉公

②
A しょうすう点
B しょうすう意見

①
A **年期**を定める
B **年季**奉公

②
A **小数**点
B **少数**意見

●あれ、どっちだっけ？ 迷い漢字（書き問題）28

①
A **しょうがく**紙幣で払う
B 費用は**しょうがく**ですむ

②
A **さいしょう**限度の被害ですむ
B **さいしょう**得点で勝つ

①

A **小額**紙幣で払う

B 費用は**少額**ですむ

②

A **最小**限度の被害ですむ

B **最少**得点で勝つ

●あれ、どっちだっけ？ 迷い漢字（書き問題）29

①
A きょくしょうな物体
B きょくしょうの差で勝つ

②
A びしょうな生物
B びしょうな損害

①

A **極小**な物体

B **極少**の差で勝つ

②

A **微小**な生物

B **微少**な損害

●あれ、どっちだっけ？ 迷い漢字（書き問題）30

①
A 東海道の**きてん**は日本橋
B 駅を**きてん**として半径二十キロ

②
A 結婚生活に**しゅうし**符を打つ
B 逃げの答弁に**しゅうし**する

①
A 東海道の**起点**は日本橋
B 駅を**基点**として半径二十キロ

②
A 結婚生活に**終止**符を打つ
B 逃げの答弁に**終始**する

●あれ、どっちだっけ？ 迷い漢字（書き問題）31

①
A しんろを北にとる
B しんろ指導を受ける

②
A しんしんを鍛える
B しんしん喪失者

①
A **針路**を北にとる
B **進路**指導を受ける

②
A **心身**を鍛える
B **心神**喪失者

●あれ、どっちだっけ？ 迷い漢字（書き問題）32

①
A **じき**尚早である
B 攻める**じき**をねらう

②
A キリスト教の**でんどう**
B 熱**でんどう**率

①

A **時期**尚早である

B 攻める**時機**をねらう

②

A キリスト教の**伝道**

B 熱**伝導**率

●あれ、どっちだっけ？ 迷い漢字（書き問題）33

①
A **せいさい**な描写
B **せいさい**がない

②
A **せっせい**に努める
B 酒とたばこを**せっせい**する

①
A **精細**な描写
B **精彩**がない

②
A **摂生**に努める
B 酒とたばこを**節制**する

●あれ、どっちだっけ？ 迷い漢字（書き問題）34

①
A 手形の**けっさい**
B 大臣の**けっさい**

②
A 核兵器の**きょうい**
B **きょうい**的な経済発展

①
A 手形の**決済**
B 大臣の**決裁**

②
A 核兵器の**脅威**
B **驚異**的な経済発展

●あれ、どっちだっけ？ 迷い漢字（書き問題）35

①
A **しんき**をてらう
B **しんき**まき直し

②
A **やせい**の植物
B **やせい**的なふるまい

① A **新奇**をてらう

B **新規**まき直し

② A **野生**の植物

B **野性**的なふるまい

●あれ、どっちだっけ？ 迷い漢字（書き問題）36

①
A たいけいを整える
B 肥満たいけい

②
A せいかくな時刻に合わせる
B せいかくに調査する

①
A **体形**を整える
B 肥満**体型**

②
A **正確**な時刻に合わせる
B **精確**に調査する

本書は2017年1月に出版した新書判を改題改訂したものです。

〈脳活ドリル〉
漢字が出てこなくなったときに読む本

編著者　もの忘れ予防の会
発行者　真 船 美 保 子
発行所　ＫＫ ロングセラーズ
〒169-0075　東京都新宿区高田馬場 2-1-2
電　話 03-3204-5161（代）
http://www.kklong.co.jp

印刷・製本　中央精版印刷（株）

ISBN978-4-8454-2472-6

Printed in Japan 2021